DU

BISMUTH ALBUMINEUX

DE

E. BOILLE

PAR

J. Joaquin MUNOZ

Docteur en médecine de la Faculté de Paris,
Membre de plusieurs sociétés scientifiques de l'Europe,
Membre de l'Académie des sciences
de la Havane, etc.

PARIS

TYPOGRAPHIE DE A. PARENT,
IMPRIMEUR DE LA FACULTÉ DE MÉDECINE,
rue Monsieur-le-Prince, 31.

1879

DU

BISMUTH ALBUMINEUX

DE

E. BOILLE.

DU
BISMUTH ALBUMINEUX

DE

E. BOILLE

PAR

J. Joaquin MUNOZ

Docteur en médecine de la Faculté de Paris,
Membre de plusieurs sociétés scientifiques de l'Europe,
Membre de l'Académie des sciences
de la Havane, etc.

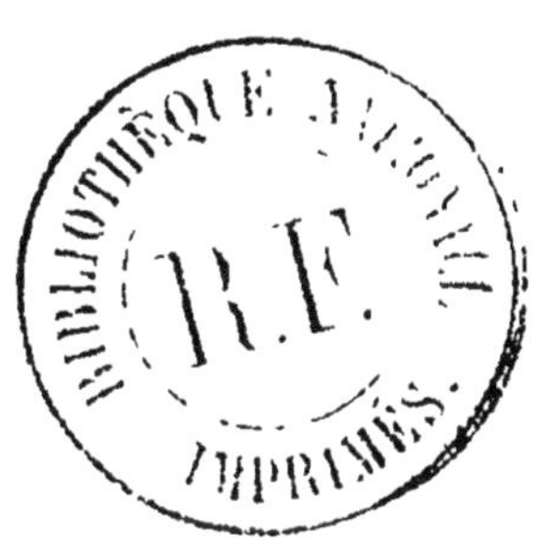

PARIS

TYPOGRAPHIE DE A. PARENT,
IMPRIMEUR DE LA FACULTÉ DE MÉDECINE,
rue Monsieur-le-Prince, 31.

—

1879

DU

BISMUTH ALBUMINEUX

DE

E. BOILLE

***

Parmi tous les médicaments employés dans le traitement des affections du tube digestif, le Sous-Nitrate de Bismuth est aujourd'hui le plus recommandé. Expérimenté depuis la fin du siècle dernier par quelques médecins, son action curative fut bientôt démontrée dans beaucoup de maladies de l'appareil gastro-intestinal.

Bretonneau, Trousseau et Monneret recommandaient avec grand enthousiasme cet agent pharmaceutique, qui sous les auspices de notoriétés si éminentes devint bientôt d'un usage presque général et occupa un rang

important parmi les ressources que la théra-
peutique pouvait fournir aux affections de
l'appareil digestif.

Depuis longtemps déjà l'emploi médical
de cette substance s'est multiplié, et à l'exem-
ple de Trousseau on l'a administrée dans
beaucoup de maladies de l'estomac, dans
les vomissements et la diarrhée, et dans les
les troubles gastro-intestinaux dépendant de
la première dentition et du sevrage, etc.

Associé à d'autres médicaments, on a pu
obtenir dans certains cas des résultats excellents.

Le Sous-Nitrate de Bismuth introduit dans
le tube intestinal a une double action : en
premier lieu, il agit comme tonique, dimi-
nue les sécrétions intestinales et, à la manière d'un dérivatif, modifie la muqueuse
lorsque par un état ulcéreux quelconque ou
par quelque autre cause locale, on voit persister une sécrétion exagérée. Le Sous-Ni-

trate de Bismuth agit aussi comme absorbant en s'emparant de l'hydrogène sulfuré qui se trouve à l'état libre dans les intestins et qui est l'obstacle au fonctionnement normal de ces organes, il favorise aussi l'assimilation des sucs nutritifs déjà élaborés dans l'estomac.

Considérant cette double action du Sous-Nitrate de Bismuth, on comprend son efficacité curative dans divers états morbides qui affectent les mêmes organes, et qui se manifestant d'une façon presque identique ont pour origine des causes différentes.

C'est donc un fait bien démontré par l'expérience que le Sous-Nitrate de Bismuth est un excellent médicament pour les cas dont nous venons de parler; mais il est aussi bien connu que sa saveur de craie et son odeur nitreuse rendent généralement son administration difficile, particulièrement chez les enfants ou chez les personnes trop délicates.

Cet inconvénient a obligé quelques pharmaciens à chercher les moyens d'y remédier, et, à cet effet, ils ont associé le Sous-Nitrate de Bismuth au sucre, au miel, et ont préparé ainsi des pastilles, des dragées, des crèmes, etc., qui, rendant le médicament plus agréable au goût devaient faciliter son administration.

Mais, la plus heureuse combinaison que l'on ait pu effectuer avec le Sous-Nitrate de Bismuth, c'est celle qu'a su trouver *M. E. Boille* dans ces derniers temps. Ce pharmacien distingué, considérant l'action adoucissante de l'albumine d'œuf sur les parois de l'estomac et des intestins en même temps que sa propriété nutritive, a pensé qu'aucune autre substance ne pouvait mieux ajouter à l'efficacité du Sous-Nitrate de Bismuth, que cette association avantageuse sous tous les rapports.

Ce qu'en théorie on devait espérer d'une telle combinaison, le praticien est arrivé à le comprendre ; en effet, *le Bismuth albumineux de E. Boille* a été expérimenté par plusieurs médecins des Hôpitaux de Paris, qui l'ont aussi employé dans leur clientèle, chez les enfants, les adultes et chez les vieillards.

Leurs expériences ont été couronnées du plus brillant succès, et l'on peut affirmer aujourd'hui que cette préparation de Bismuth est la meilleure que l'on puisse employer dans la pratique ordinaire.

Nous avons eu occasion de prescrire le Bismuth albumineux de E. Boille dans beaucoup de cas, et toujours avec bon résultat, surtout au point de vue de la facilité de son administration.

Nous l'avons employé dans les cas de digestion laborieuse accompagnée d'éructation fétide et de tendance à la diarrhée ; dans les vomissements chroniques non fébriles qui succèdent souvent à la gastrite ; dans les gastralgies consécutives à des irritations de l'estomac ; dans les vomissements spasmodiques chez les femmes très-nerveuses.

Dans les gastralgies accompagnées de constipation, nous avons cru devoir nous abstenir de l'usage de ce médicament qui aurait pu être plus nuisible qu'efficace, de même que dans les cas de vomissements acides, et dans la gastralgie des chlorotiques, des hystériques et des hypocondriaques.

Dans les vomissements des enfants pendant l'époque de la dentition ou quand ces vomissements se sont compliqués du muguet, le Bismuth albumineux de Boille nous a donné d'excellents résultats.

Nous avons eu un succès complet avec ce médicament chez deux malades, dont l'un souffrait d'une diarrhée consécutive à une gastro-entérite légère, et l'autre qui, convalescent d'une fièvre muqueuse, fut atteint d'une diarrhée rebelle à tous les traitements antérieurement employés. Dans ces deux cas,

le Bismuth albumineux de Boille a été le seul
médicament dont les effets salutaires se soient
manifestés très-promptement. Chez plusieurs
enfants doués de faibles constitutions, affectés
de diarrhées pendant l'époque du sevrage,
diarrhées que les plus sévères prescriptions
ne pouvaient empêcher de persister, le Bismuth albumineux de Boille nous a rendu
d'excellents services.

Nous l'avons aussi employé avec succès
dans quelques cas de coliques dysentériques.
Nous sommes persuadué que cette préparation serait très-utile dans la diarrhée qui se
présente si souvent dans les pays chauds,
ayant pour cause des irritations intestinales
déterminées par l'abus de fruits acides pendant une certaine époque de l'année ou qui
résultent des excès de boissons fermentées
auxquels se livrent les habitants de ces pays,
lorsque, par suite des fortes chaleurs, ils se

sentent pris de cette soif insatiable propre à ces climats torrides.

Pendant les dix années que nous avons exercé à l'île de Cuba nous avons pu observer la fréquence de cette indisposition, surtout chez les nègres et chez les Chinois qui ont été importés dans l'île pour les employer aux travaux agricoles. Ces sujets sont, très-prédisposés à la diarrhée. Cela tiendrait-il seulement aux causes communes qui agissent sur eux par les privations dont ils souffrent et par les excès auxquels leur condition sociale même les pousse à commettre? Nous inclinerions plutôt à croire qu'il y a ici une disposition organique dans leur constitution qui dépend peut-être de leur race.

Cette diarrhée des nègres et des Chinois qui habitent l'île de Cuba, dont les conséquences sont parfois très-graves (1), trouverait sou-

(1) Il y a des années ou la diarrhée chez ces sujets présente une forme épidémique, et la proportion des décès est alors considérable.

vent un correctif sûr dans l'usage du Bismuth albumineux. Nous ne doutons pas, et croyons pouvoir affirmer que les effets de ce médicament chez ces sujets seraient rapides et très-efficaces.

Le Bismuth albumineux de E. Boille est, en résumé, une excellente préparation qui convient en général dans tous les cas dans lesquels le Sous-Nitrate de Bismuth est indiqué.

Par sa préparation, on doit lui donner la préférence sur toutes les autres combinaisons qui ont été faites avec le Sous-Nitrate de Bismuth officinal.

La théorie prévient en faveur de cette préparation, et la pratique nous autorise à la recommander.

Maintenant il est utile de nous arrêter un instant sur la question des doses auxquelles il convient d'employer le Bismuth albumineux et de la manière de l'administrer.

Il importe en effet de savoir que, si la dose est insuffisante, dans certains cas le résultat est nul ou presque nul : l'inefficacité du médicament dépend alors de la petitesse de la dose. Cela arrive fréquemment, parce que, en général, tout ce qui est substance pharmaceutique impose au public. On craint de se faire du mal en en prenant trop, et il en résulte qu'on n'en prend pas assez. Il est donc nécessaire de rassurer le malade à ce sujet pour qu'il soit bien pénétré que cette préparation est relativement plus innocente dans ses effets que le Sous-Nitrate de Bismuth, et que par conséquent si celle-ci peut se prendre, selon la généralité des auteurs, jusqu'à dix grammes par jour sans produire le moindre inconvénient, pourvu que le sel soit bien pur, le Bismuth albumineux peut également se prendre à des doses aussi élevées et sans aucun danger.

Mais il n'est pas nécessaire de prendre de fortes doses pour obtenir avec la préparation de M. E. Boille, des effets salutaires et rapides.

Dans la plupart des cas il suffit, chez l'adulte, d'*une cuillerée à soupe avant et après* les deux principaux repas de la journée.

Quand les phénomènes morbides qu'on veut combattre se présentent durant les premières heures de la matinée, il convient de prendre la dernière dose du médicament le soir, au moment de se coucher.

Chez les adolescents on doit employer la moitié de la dose indiquée pour les adultes, c'est-à-dire *une demi-cuillerée à soupe* chaque fois.

Chez les enfants, *d'une demi-cuillerée* à *une petite cuillerée* (de celles à café) *avant et après les aliments, deux* ou *trois* fois *dans les vingt-quatre heures.*

Chez l'enfant à la mamelle, *un quart* ou *demi-petite cuillerée à café*, répétée quatre ou cinq fois dans la journée, est une dose très-suffisante.

Le médicament peut se prendre en poudre tel qu'il est préparé, *soit délayé dans un peu d'eau sucrée.*

Le Bismuth albumineux est préparé exclusivement par **M. E. Boille**, pharmacien de Paris,
22, rue de la Bruyère, Paris.

Paris. -- Typ. A. PARENT, rue Monsieur-le-Prince, 29-31